DÉTERMINATION

DE LA

QUANTITÉ DE SANG

RESTANT DANS LE PLACENTA

APRÈS LA DÉLIVRANCE

PAR

Charles CHEVALIER

ANCIEN EXTERNE DES HOPITAUX DE PARIS
MÉDAILLE DE BRONZE DE L'ASSISTANCE PUBLIQUE

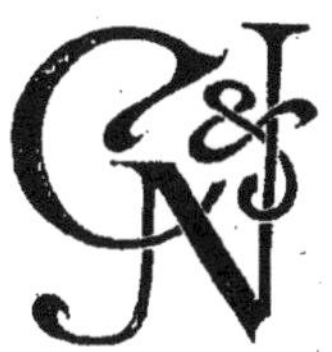

PARIS

GEORGES CARRÉ ET C. NAUD, ÉDITEURS
3, RUE RACINE, 3

1901

DÉTERMINATION

DE LA

QUANTITÉ DE SANG

RESTANT DANS LE PLACENTA

APRÈS LA DÉLIVRANCE

PAR

Charles CHEVALIER

ANCIEN EXTERNE DES HOPITAUX DE PARIS
MÉDAILLE DE BRONZE DE L'ASSISTANCE PUBLIQUE

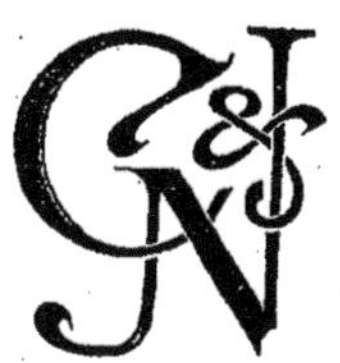

PARIS

GEORGES CARRÉ ET C. NAUD, ÉDITEURS

3, RUE RACINE, 3

——

1901

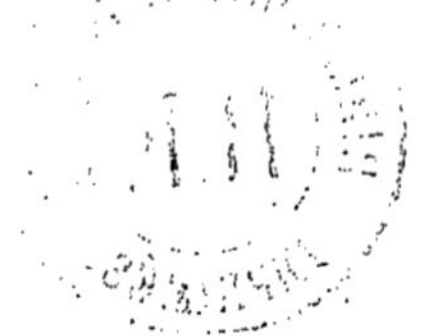

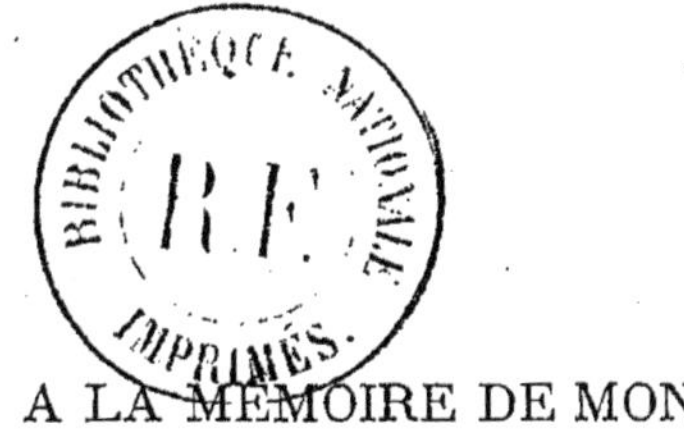

A LA MÉMOIRE DE MON PÈRE ET DE MA MÈRE

A MA SŒUR

A MON PARRAIN

MEIS ET AMICIS

AVANT-PROPOS

La quantité de sang qui s'écoule après la naissance de l'organisme maternel dans la circulation fœtale a été déterminée d'une façon précise par les auteurs, et principalement par M. le professeur Budin. Par contre on a peu étudié quelle quantité de liquide sanguin restait dans l'arrière-faix, la délivrance une fois accomplie. M. le docteur Nicloux, chef de laboratoire suppléant à l'hôpital de la clinique Tarnier, a imaginé un procédé ingénieux, permettant de déterminer exactement la quantité de sang placentaire résiduel.

Avant d'exposer sa méthode, et le résultat de nos recherches, qu'il nous soit permis de le remercier très vivement ; c'est à lui que nous devons le choix de cette thèse inaugurale ; ses conseils nous ont été précieux au cours de notre travail. M. le professeur Budin nous a accueilli avec bienveillance dans son service, et nous fait le grand honneur d'accepter la présidence de cette thèse : nous lui devons aussi avec notre respectueuse considération tous nos remerciements.

Au début de ce travail qui vient clore nos années d'études, nous éprouvons le désir d'exprimer notre reconnaissance à nos différents maîtres des hôpitaux pour les principes qu'ils nous ont inculqués et que nous devons maintenant chercher à mettre en pratique.

Le premier en date est M. le professeur agrégé Schwartz, qui nous a accueilli au début de nos études dans son beau service de l'hôpital Cochin.

Puis nous avons suivi pendant une année M. le docteur Delpeuch, dont nous conserverons toujours un excellent souvenir.

M. le docteur Félizet, dont nous avons été l'externe l'année suivante, a été pour nous un maître plein de bienveillance, il nous a appris ce que nous savons de chirurgie infantile. Depuis il nous a fourni de nombreuses marques de sympathie. Nous ne saurions assez le remercier.

Nous remercions M. le docteur Bourcy de nous avoir donné une place d'externe de 2e année dans son service.

M. le docteur Michaux, notre dernier maître, a droit spécialement à toute notre reconnaissance ; il n'ignore pas l'affection respectueuse que nous lui portons.

Nous remercions également MM. les docteurs Demoulin, Belin, Danlos et Paul Delbet.

I

A quel moment doit-on pratiquer la ligature et la section du cordon ombilical ? Question longtemps controversée, les uns, tels que Cazeaux, Joulin, Verrier, Pénard conseillant la ligature immédiatement après l'expulsion du fœtus, les autres, Stoltz (1), Næcgele (2), Leisham, recommandant la ligature tardive après la cessation des battements du cordon. Cette dernière opinion a prévalu, grâce aux démonstrations expérimentales si précises de M. le professeur Budin (3) ; nul ne conteste aujourd'hui les avantages de la ligature tardive.

Dans une première série de faits M. Budin, alors interne des hôpitaux, sectionnait le cordon lorsqu'il avait cessé de battre depuis une, deux ou trois minutes.

Dans une seconde série au contraire, dès que l'enfant avait jeté un ou deux cris, il pinçait le cordon ombilical

---

(1) STOLTZ. — *Dictionnaire de médecine et de chirurgie pratique.* tome I, page 283.

(2) NÆGELE. — Traité de l'art des accouchements, p. 192.

(3) BUDIN. — A quel moment doit-on pratiquer la ligature et la section du cordon ombilical ? *Progrès médical*, 1875, n°° 51 et 52, et 1876, n°° 1 et 2.

entre le pouce et l'index, plaçait une ligature et prati-
quait la section.

Dans les deux séries d'observations, M. Budin
recueillait et mesurait à l'aide d'un verre gradué le sang
qui s'écoulait par le bout placentaire, en exerçant sur le
cordon des pressions d'arrière en avant, du placenta
vers l'ombilic, afin de faire sortir le plus de sang possible ; il attendait la rétraction de l'utérus, et même les
premières contractions, qui exprimaient le sang contenu
en excès dans les vaisseaux du placenta.

Puis dès que l'arrière faix était expulsé, une forte
compression du placenta combinée à des pressions de
haut en bas autour du cordon permettait de recueillir
le sang que pouvaient encore contenir placenta et
cordon.

Dans la première série d'expérience (ligature tardive,
deux minutes après la cessation des battements funiculaires), l'utérus étant bien rétracté, le cordon sectionné
laissait écouler par son bout placentaire 11 cmc. 4 de
sang en moyenne pour un poids moyen des nouveau-
nés de 3209 grammes.

Au contraire, après la ligature immédiate, la section
du cordon laissait écouler par le bout placentaire 98cmc.4
de sang en moyenne pour un poids de 3444 grammes.

Par une règle de trois, il était facile de connaître la
quantité de sang écoulée par le bout placentaire après
la section du cordon, pour un poids donné des enfants,
de 3.500 grammes par ex. :

Si pour 3.209 on a une perte de 11 cmc. 2,

    pour 3.500............... x

$$\text{D'où } x = \frac{11,2 \times 3500}{3209} = 12 \text{ cmc. } 2$$

Si pour 3444 ou a une perte de 98 cmc. 4.

    pour 3500 ou................ x

$$\text{D'où } x = \frac{98 \text{ cmc.} 4 \times 3.500}{3444} = 100 \text{ cmc.}$$

« Ainsi, pratiquer la ligature immédiate, c'est empêcher l'enfant de puiser dans le placenta 87 cmc, 8 ; (100 cmc.-12 cmc. 2) ce qui, évalué en grammes, représente 92 gr. 6 de sang. Enlever 92 grammes de sang à un enfant de 3.500 grammes c'est lui enlever une quantité de sang telle que chez un adulte, elle équivaudrait à une saignée de 1.709 grammes. En effet :

Si pour 3.500 grammes on enlève 92 grammes.

    pour 65 kilogrammes............ x

$$\text{D'où } x = \frac{92 \times 6500}{3500} = 1709. \text{ » (Budin)}$$

M. Budin a fait une 3ᵉ série d'expériences, destinée à servir d'intermédiaire entre les deux premières. Il a pratiqué la ligature, après avoir laissé l'enfant respirer et crier pendant deux ou trois minutes. Dans les treize cas observés, il a constaté qu'il s'écoulait du placenta en moyenne 41 cmc. 46 de sang, ce qui correspond pour des enfants de 3.500 grammes à 46 grammes.

II

Ces chiffres d'une si grande signification ont assuré la victoire aux partisans de la ligature tardive. Sans nous arrêter aux objections cliniques qu'on fit à M. Budin, et dont ce dernier eut facilement raison, disons tout de suite qu'il existait deux moyens de faire la contre-épreuve :

1° Peser l'enfant immédiatement après son expulsion hors de la vulve, puis après cessation des battements funiculaires, et voir si l'augmentation de poids était de 92 grammes en moyenne pour des enfants d'un poids moyen de 3500 grammes.

2° Evaluer la quantité de sang restant dans le placenta après ligature immédiate, médiate et tardive du cordon ombilical. Le poids de ce sang résiduel ajouté à celui du liquide sanguin qui s'écoule du cordon, soit dans la circulation fœtale, soit dans un verre, suivant le moment de la section, doit être constant chez les enfants à terme pesant le même poids, rattachés à des placentas pesant le même poids.

A priori la différence entre le poids du sang resté

dans le placenta et dans le cordon après ligature immédiate, et le poids du même sang après ligature tardive doit être de 92 gr. 6. Elle doit être de 46 grammes, si on a pratiqué les ligatures immédiate et médiate. Malheureusement, comme on ne peut faire les deux modes de ligature sur le même cordon, on est réduit à établir des moyennes, portant sur le plus grand nombre d'observations possible.

La première de ces deux méthodes, dont nous dirons quelques mots seulement, a été appliquée par Hélot (1) et Schüking (2) deux ans après les recherches de M. Budin.

A l'aide d'une balance sensible à 5 grammes qu'il fixait au lit de la parturiente, Schüking a pu prendre le poids de l'enfant au moment même de sa naissance, et dans les quelques minutes qui ont suivi, jusqu'au moment où la circulation fœto-placentaire était interrompue.

Dans la deuxième pesée Hélot et Schüking ont toujours vu se produire une augmentation notable du poids du nouveau-né.

Hélot note une augmentation moyenne de 55 grammes, Schüking, une augmentation moyenne de 62 grammes. Mais il faut ajouter au résultat de la deuxième pesée le poids du sang qui s'écoule du placenta dans l'organisme du nouveau-né entre la naissance de ce dernier et la lecture de la première pesée. Il est impossible en effet de ne pas perdre vingt-cinq ou trente secondes avant de pouvoir faire la première pesée de l'enfant.

(1) Hélot. — *Thèse*, Rouen, 1877.
(2) Schüking. — *Berliner Klinick Wochenschrift*, 1877, n° 1 et 2.

III

La deuxième méthode, qui consiste à déterminer la
quantité de sang restant dans le placenta après la délivrance, a été pratiquée en Allemagne par Zweifel et
Meyer. Ces auteurs n'ont fait qu'appliquer la méthode
générale de Welcker (1) pour la détermination de la
quantité de sang contenue dans l'organisme de certains
animaux, et dont voici un aperçu : on saigne un animal
et on le tue : on recueille tout le sang qui s'écoule après
la mort de l'animal. On fait passer dans les vaisseaux
un courant d'eau distillée jusqu'à ce que cette eau
revienne incolore ; on épuise ensuite par l'eau distillée
les tissus de l'animal, divisés et hachés. On mélange
cette eau distillée au sang recueilli après la mort de
l'animal : on a ainsi un mélange coloré, M_1.

On dilue le sang de la saignée de façon à obtenir un
mélange M_2 de même coloration que M_1. Connaissant

(1) WELCKER. — Blutkörperchenzahlung und farbeprüfende methode. (*Prager Vierteljahrschrift*, 1854, Band 44, p. 63.)

Bestimmung der Menge der Körperblutet, etc..., (*Zeitschrift für
rationnelle Medicin, dritte Reihe*, Band ιν, pages 145 à 167 ; 1858.)

le titre de M_2, rien n'est plus facile que de connaître celui de M_1, par suite la quantité totale du sang contenu dans l'organisme soumis à l'expérience. Welcker a ainsi opéré sur de nombreuses espèces animales.

Gscheidlen (1) a perfectionné le procédé de Welcker en traitant le sang par l'oxyde de carbone qui transforme l'hémoglobine en hémoglobine oxycarbonée, s'oppose à la décomposition de la matière colorante et permet plus facilement la comparaison des colorations du sang.

Voici maintenant un aperçu de la méthode employée par Zweifel (2) :

Le cordon est lié et sectionné ; on recueille le sang qui s'écoule par le cordon puis, la délivrance une fois accomplie, on fait sortir par des pressions manuelles et on recueille une partie du sang contenu dans le placenta. Celui-ci est haché par petits morceaux qui sont lavés dans une masse d'eau suffisante pour entraîner les dernières traces de liquide sanguin ne ne laissant que la trame même du tissu placentaire. On pèse le sang recueilli par expression du placenta ; on l'additionne ensuite d'eau et on le dilue jusqu'à ce que le mélange ait pris la même teinte que l'eau qui a servi au lavage du placenta.

Connaissant le titre d'une des solutions, il est facile de déduire le titre de l'autre.

Zweifel a opéré une première fois sur 11 placentas,

(1) GSCHEIDLEN. — Bemerck zu der Welcker'schen Methode der Blutbestimmung. *Arch. de Pflüger*, t. VII, 1872.

(2) ZWEIFEL. — Wann sollen die Neugeboren abgenabelt werden ? *Cranctlblatt für gynécologic*, 1878, n° 1, p. 1, 2 et 3.

quatre fois après ligature immédiate, six fois après ligature tardive.

Voici les résultats de ces recherches.

Placentas examinés après ligature immédiate du cordon.

1° Placenta de 347 gr. contenant 161 gr. de sang.
2°   —   de 540 gr.   —   181 gr.   —
3°   —   de 452 gr.   —   256 gr.   —
4°   —   de 526 gr.   —   170 gr. 3 —

Placentas examinés après la ligature tardive du cordon.

1° Placenta de 668 gr.
Sang écoulé par pression, 6 gr. 02 ; dilué dans 520 cc.
Sang resté dans le placenta, 63 gr. 02 ; — 5450 cc.

       Total.... 69 gr. 04

2° Placenta de 472 gr.
Sang écoulé par pression, 6 gr. 38 ; dilué dans 520 cc.
Sang resté dans le placenta, 42 gr. 84 ; — 4625 cc.

       Total.... 49 gr. 22

3° Placenta de 646 gr.
Sang sorti par pression, 15 gr. 34 ; dilué dans 470 cc.
Sang resté dans le placenta, 155 gr. » ; — 4750 cc.

       Total.... 170.34

4° Placenta de 621 gr.
Sang écoulé par pression, 14 gr. 01 ; dilué dans 1000 cc.
Sang resté dans le placenta, 67 gr. 39 ; — 4780 cc.

       Total.... 81 gr. 49

5° Placenta de 491 gr.

Sang écoulé par pression, 5 gr. 95 ; dilué dans 290 cc.
Sang resté dans le placenta, 82 gr. » ;   —   4000 cc.

Total.... 87 gr. 95

6° Placenta de 561 gr.

Sang écoulé par pression, 16 gr. 28 ; dilué dans 1200 cc.
Sang resté dans le placenta, 79 gr. 02 ;   —   6000 cc.

Total.... 95 gr. 48

Si nous prenons les moyennes, nous trouvons qu'après ligature immédiate du cordon, la somme du sang recueilli par le bout placentaire et du sang résiduel est de 192 gr. pour un placenta moyen de 466 gr. 25. Il y a donc une partie de liquide sanguin pour 2, 42 parties de tissu placentaire.

Après ligature tardive, Zweifel trouve sortant du cordon sous l'influence de pressions manuelles une quantité moyenne de sang de 10 gr. 67, chiffre peu éloigné, comme on le voit, de celui établi par M. Budin.

Quant à la quantité de sang restant dans le placenta après l'expulsion de ces 10 gr. 67, elle est en moyenne de 85 gr. 28 pour un placenta moyen de 576 gr. 5. Ce qui équivaut à 1 partie de sang pour 6,75 parties de tissu placentaire. Il resterait donc 95 gr. 95 (85 gr. 28 + 10 gr. 67) de sang dans le placenta après ligature tardive.

Afin de faire la différence entre les résultats obtenus par Zweifel dans les deux séries d'observations, il est nécessaire de les ramener à un même poids du placenta 500 grammes par exemple.

Si un placenta de 466 gr. 25 renferme 192 grammes de sang, un placenta de 500 grammes....... x

$$\text{D'où } x = \frac{192 \times 500}{466} = 206 \text{ grammes.}$$

Si un placenta de 576 grammes 5 renferme 95 gr. 95 de sang.

un de 500 grammes............... x

$$\text{D'où } x = \frac{95,95 \times 500}{576,5} = 85 \text{ grammes.}$$

Il faudrait en outre connaître le poids moyen des enfants : Zweifel n'en parle pas. Ainsi la différence entre les deux évaluations serait de *121 grammes* (206-85), chiffre différent des 100 grammes donnés comme moyenne par l'auteur allemand, qui ne semble pas s'être préoccupé du poids du placenta.

Quelques mois plus tard, Zweifel (1) a fait connaître à un congrès tenu à Cassel les résultats de nouvelles recherches pour répondre à un travail de Meyer (cité par Zweifel.) Au lieu des chiffres 192 et 85, il a trouvé comme chiffres moyens 178,5 et 97,5, ce qui ne fait qu'une différence de 81 grammes. Ces chiffres bien inférieurs au premier sont de beaucoup supérieurs à ceux de Meyer qui a trouvé dans trois cas de ligature immédiate 106 gr. 64 ; après la ligature tardive 101 gr. 32.

(1) ZWEIFEL. — *Arch. für gynekologic.* Bd. XIII.

La différence ne serait donc ici que de 5 gr. 32.

Les divergences si considérables des auteurs allemands nous paraissent le fait surtout de la méthode un peu élémentaire qu'ils ont appliquée. La comparaison colorimétrique de deux solutions est difficile à faire à « l'œil nu ». Les nuances échappent.

En outre Zweifel dont les résultats paraissent se rapprocher le plus de la vérité, attribue ces divergences à ce fait, que les auteurs ont dilué du sang en partie coagulé, non défibriné.

Les caillots ont entraîné au fond du récipient une grande partie de la matière colorante, qui a de la sorte échappé à l'analyse colorimétrique.

IV

Voici comment procède M. Nicloux, chef de laboratoire suppléant à la clinique Tarnier :

I. On recueille dans un verre à pied un échantillon de sang du cordon, après la section de ce dernier. On le défibrine avec soin par un battage de cinq à six minutes; puis on le dilue. Une goutte d'ammoniaque est ajoutée à la solution pour dissoudre l'hémoglobine. On filtre.

II. Immédiatement après la délivrance, le placenta (non exprimé) essuyé, débarrassé de ses caillots, est pesé. On prélève à l'aide d'un scalpel un échantillon placentaire de 20 à 40 grammes en moyenne, en ayant soin d'intéresser le placenta dans toute son épaisseur. Il faut obtenir une dilution de tout le sang que renferme cet échantillon.

Pour cela après avoir noté son poids par la double pesée, on malaxe le fragment placentaire au-dessous d'un jet intermittent d'eau distillée, on recueille le liquide de lavage. D'abord très coloré, il devient de plus en plus clair. On continue l'opération jusqu'à ce que l'eau qui s'écoule soit absolument incolore, il ne reste plus alors dans les doigts que la trame pâle du tissu placentaire. A ce moment, tout le sang que renfermait l'échantillon est dilué dans l'eau de lavage. On note le volume du mélange, on ajoute une goutte d'ammoniaque et on filtre.

En possession de tous ces éléments nécessaires, M. Nicloux compare les deux solutions colorées au colorimètre de Duboscq. La colorimétrie qui jouit d'une assez mauvaise réputation, donne des indications précises et exactes, lorsqu'on prend certaines précautions, que nous signalerons plus loin.

Le colorimètre de Duboscq qui a servi à nos recherches est un appareil composé essentiellement de deux godets, destinés à contenir les liqueurs à examiner, et dans lesquels plongent deux colonnes de verre prismatiques. Les rayons lumineux réfléchis par un miroir mobile situé au-dessous des godets, traversent ces derniers dans leur axe, puis sont amenés au contact par deux parallélipipèdes en verre surplombant les cylindres plongeurs. Les deux faisceaux en contact sont observés ensuite au moyen d'une petite lunette située au-dessus des parallélipipèdes réflecteurs. Chaque cylindre plongeur est soudé à un vernier, en regard duquel est une échelle divisée en millimètres. Lorsqu'on a obtenu deux teintes absolument semblables (et ici les nuances sont faciles à saisir), on lit les divisions indiquées par chacun des deux verniers. Ces divisions donnent en millimètres et en dixièmes la distance qui sépare le fond des godets de la face inférieure du prisme plongeur. Soit p le poids de matière colorante contenue dans 100 centimètres cubes de la solution de sang du cordon et e l'épaisseur sous laquelle cette solution donne une teinte donnée quelconque. Soit e' l'épaisseur sous laquelle la solution à doser présente la même teinte.

Appelons i et i' les intensités de coloration ; il est évident que si la solution étalon présente la même coloration que la solution à doser sous une épaisseur moitié moindre, c'est qu'elle est de moitié plus colorée, de moitié plus riche en liquide sanguin. Les intensités sont en raison inverse de l'intensité de coloration des solutions.

$$\frac{e}{e'} = \frac{i'}{i}$$

Par conséquent $\quad \dfrac{e}{e'} = \dfrac{x}{p}$

x représentant le titre de la solution à doser.

d'où $x = \dfrac{pe}{e'}$

Si nous faisons $p = 1$, nous aurons :

$$x = \frac{e}{e'}$$

Pour que les résultats soient exacts, il faut que la réaction colorée se produise proportionnellement à la quantité de sang en présence dans la liqueur. La vérification est facile ; en opérant sur des dilutions diverses de sang, on voit que la coloration est exactement proportionnelle à la dilution.

Connaissant le titre de la dilution, c'est-à-dire le poids du sang contenu dans l'échantillon placentaire, on peut facilement connaître le poids du sang que renferme le placenta tout entier.

Telle est la méthode que nous avons appliquée.

*
* *

Il est un certain nombre de précautions que nous avons prises et que nous tenons à signaler.

En principe le sang du cordon qui sert comme terme de comparaison devrait être renouvelé pour chaque expérience ; pratiquement il suffit de le renouveler une fois par jour, à moins que les recherches portent sur une femme très anémiée.

Les solutions doivent être examinées au colorimètre dans les heures qui suivent leur filtration ; plus tard l'oxyhémoglobine se réduit et donne à la liqueur une teinte foncée. On peut remédier toutefois à cet inconvénient en oxydant la solution par agitation dans un tube à essai.

« Il ne faut pas oublier que la colorimétrie ne conduit à des résultats exacts que si elle porte sur deux liqueurs de concentration assez voisine. Il est toujours facile de se placer dans cette condition, il suffit de diluer *ad libitum*. » (Lapicque) (1).

Dans notre cas, nous avons dilué le sang du cordon

(1) Lapicque. — Observations et expériences sur les Mutations organiques du fer chez les vertébrés. *Thèse* de doctorat ès-sciences naturelles. Paris, 1897.

à 1 p. 20 et à 1 p. 15, et nous avons ramené le volume de l'eau de lavage à 100 cmc. dans la plupart des cas. De la sorte nous avons obtenu des chiffres dont le rapport moyen s'élève très rarement au-dessus de 3.

Pour effectuer la comparaison des teintes au colorimètre, il faut être placé dans de bonnes conditions d'éclairage ; une lumière artificielle intense est préférable à la lumière naturelle. On saisit alors les différences de nuances les plus faibles.

Enfin pour chaque solution, il est bon de faire plusieurs lectures colorimétriques, en faisant varier les teintes, et de prendre la moyenne.

Dans ces conditions on obtient des résultats rigoureux.

V

Nous avons réuni dans le tableau suivant les résultats de nos recherches. Nous y avons noté tout ce qui nous a paru susceptible de faire varier d'une façon plus ou moins nette la quantité du sang placentaire résiduel.

1) Le poids et le sexe de l'enfant.

2) La durée totale du travail.

3) Le temps écoulé entre l'expulsion du fœtus et le moment de la délivrance.

4) Les particularités du placenta.

5) L'état pathologique de la mère.

Puis vient le détail des opérations ; les deux dernières colonnes font connaître la quantité de sang trouvée par rapport au placenta, et pour 100 de tissu placentaire.

Presque tous les placentas que nous avons examinés à la Clinique Tarnier étaient normaux. Nous nous sommes attachés surtout à fixer la richesse normale du placenta en liquide sanguin, laissant à d'autres, mieux

placés que nous, le soin d'étudier les variations patholo-
giques de cette richesse.

Pour faciliter la compréhension de notre tableau, nous
donnons le protocole détaillé d'une de nos expériences ;
le nᵒ 339 par exemple.

Le poids du placenta est de 595 grammes. Nous avons
prélevé un échantillon placentaire de 35 grammes. Ce
dernier malaxé et lavé a donné une solution colorée
mesurant en volume 94 cent. c. Cette solution comparée
à l'aide du colorimètre de Duboscq à une solution de
sang du cordon au quinzième, nous a donné égalité
de teinte : (On prend naturellement toutes les précautions indiquées aux pages 17, 18 et suivantes, addition
d'ammoniaque, filtration, etc.)

1ʳᵉ lecture — 7ᵐᵐ 9 pour 3ᵐᵐ de la solution de sang au 1/15ᵉ
2ᵉ lecture — 5ᵐᵐ 2 pour 2ᵐᵐ   —
3ᵉ lecture — 2ᵐᵐ 8 pour 1ᵐᵐ   —

Ces chiffres nous donnent les rapports suivants : 2,6 ;
2,7 ; 2,8. Nous prenons le rapport moyen, 2,7. Divisant
alors le volume de l'eau de lavage par 2,7, et le résultat
par 15, nous obtenons la quantité de sang contenue dans
l'eau de lavage, et par suite dans l'échantillon placentaire.

$$\frac{94}{2,7} = 34,8$$

$$\frac{35,8}{15} = 2,32$$

Si 25 grammes de placenta renferment 2 gr. 32 de

sang, 1 gramme en renferme 35 fois moins, et 595 grammes, 595 fois plus.

$$\frac{2 \text{ gr. } 32 \times 595 \text{ gr.}}{35 \text{ gr.}} = 39 \text{ gr. } 44$$

Le placenta renferme 39 gr. 44 de sang; il y a une
partie de sang pour 15 parties de tissu placentaire.

$$\text{Soit } \frac{39.44}{595} = \frac{1}{15}$$

$$\text{Soit aussi 6,6 pour 100 } \left(\frac{1}{15} = 6,6 \text{ pour 100} \right)$$

N° de l'accouchement	Sexe de l'enfant	Poids de l'enfant	Poids du placenta	Durée totale du travail	Temps écoulé entre l'expulsion du fœtus et la délivrance	Poids de l'échantillon	Volume de l'eau de lavage	Dilution du sang du cordon	Rapport colorimétrique	Quantité de sang contenu dans l'échantillon	Quantité de sang contenu dans le placenta	Quantité de sang par rapport au placenta	Quantité de sang pour 100 de tissu placentaire	Particularités
339	Garçon	3.500 gr.	595 gr.	9 h. 15	45 min.	35 gr.	94 cmc	à 1 p. 15	2,7	2 gr. 32	39 gr. 44	1 p. 15 de placenta	6,6 p. 100	
340	Fille	2.800 gr.	420 gr.	30 h.	40 min.	23 gr.	80 cmc	à 1 p. 15	1,6	3 gr. 3	62 gr.	1 p. 6,7	14,9 p. 100	
341	Fille	2.550 gr.	505 gr.	7 h. 35	45 min.	20 gr.	80 cmc	à 1 p. 15	1,6	3 gr. 3	83 gr.	1 p. 6,06	16,3 p. 100	
343	Fille	2.700 gr.	450 gr.	4 h.	35 min.	32 gr.	100 cmc	à 1 p. 15	1,9	3 gr. 7	52 gr.	1 p. 8,6	11,6 p. 100	Siège décomplété mode des fesses
344	Fille	3.080 gr.	480 gr.	8 h.	35 min.	30 gr.	150 cmc	à 1 p. 15	2,62	3 gr. 81	60 gr.	1 p. 8	12,5 p. 100	
345	Garçon	4.100 gr.	648 gr.	13 h.	45 min.	34 gr.	206 cmc	à 1 p. 15	2,8	4 gr. 9	93 gr. 8	1 p. 6,8	14,7 p. 100	Albuminurie pendant la grossesse.
346	Fille	4.350 gr.	500 gr.	20 h.	?	52 gr.	152 cmc	à 1 p. 15	2,8	3 gr. 61	34 gr. 7	1 p. 13,8	7,2 p. 100	Application de forceps.
350	Garçon	3.100 gr.	415 gr.	16 h. 45	50 min.	25 gr.	150 cmc	à 1 p. 15	5,8	1 gr. 72	28 gr. 55	1 p. 14,5	6,9 p. 100	
352	Garçon	3.520 gr.	484 gr.	6 h. 40	20 min.	28 gr.	100 cmc	à 1 p. 15	3,5	1 gr. 9	32 gr. 8	1 p. 14,7	6,8 p. 100	
353	Garçon	3.500 gr.	480 gr.	15 h. 45	47 min.	54 gr.	100 cmc	à 1 p. 15	2	3 gr. 3	29 gr. 3	1 p. 16,2	6,18 p. 100	Insuffisance mitrale. Placenta friable et pâle.
354	Garçon	2.450 gr.	362 gr.	16 h. 20	25 min.	30 gr.	100 cmc	à 1 p. 15	2	3 gr. 3	39 gr. 3	1 p. 9,1	10,9 p. 100	Albuminurie pendant la grossesse.
355	Fille	3.150 gr.	425 gr.	?	1 heure	35 gr.	100 cmc	à 1 p. 15	3,25	2 gr. 04	24 gr. 7	1 p. 17,2	5,8 p. 100	Hémor. av. la délivr., 1500 gr. de sang. Déchirure transv. du placenta.
356	Garçon	3.520 gr.	650 gr.	13 h. 45	30 min.	44 gr.	100 cmc	à 1 p. 15	1,7	3 gr. 9	57 gr. 6	1 p. 11,2	8,9 p. 100	
362	Fille	2.950 gr.	552 gr.	6 h.	?	35 gr.	100 cmc	à 1 p. 15	2,8	2 gr. 38	37 gr. 56	1 p. 14,7	6,8 p. 100	
363	Garçon	3.600 gr.	607 gr.	13 h. 45	?	60 gr.	100 cmc	à 1 p. 20	1	5 gr.	50 gr. 5	1 p. 12	8,3 p. 100	
370	Garçon	2.980 gr.	471 gr.	9 h. 45	35 min.	46 gr.	100 cmc	à 1 p. 20	1,57	3 gr. 18	32 gr. 56	1 p. 12,8	7,8 p. 100	
377	Fille	2.900 gr.	472 gr.	12 h. 1/2	15 min.	33 gr.	100 cmc	à 1 p. 20	1,3	3 gr. 84	70 gr. 9	1 p. 8,3	12 p. 100	
378	Fille	3.160 gr.	497 gr.	13 h.	?	50 gr.	100 cmc	à 1 p. 20	1,2	4 gr. 16	83 gr. 3	1 p. 12,03	8,3 p. 100	
370	Garçon	2.200 gr.	358 gr.	15 h.	?	36 gr.	100 cmc	à 1 p. 20	1,8	2 gr. 64	52 gr. 9	1 p. 13,6	7,3 p. 100	
381	Garçon	3.300 gr.	605 gr.	49 h.	30 min.	38 gr.	100 cmc	à 1 p. 20	1,8	2 gr. 7	42 gr. 9	1 p. 14,1	7,09 p. 100	App. du forceps. Sect. de cordon 1 min. après l'expuls. du fœtus.

N° de l'accouchement	Sexe de l'enfant	Poids de l'enfant	Poids du placenta	Durée totale du travail	Temps écoulé entre l'expulsion du fœtus et la délivrance	Poids de l'échantillon	Volume de l'eau de lavage	Dilution du sang du cordon
382	Garçon	1.750 gr.	335 gr.		40 min.	21 gr.	100 cmc	à 1 p. 20
383	Fille	2.050 gr.	307 gr.	20 h.1/4	45 min.	35 gr.	100 cmc	à 1 p. 20
384	Fille	2.900 gr.	500 gr.	8 h. 45	?	35 gr.	100 cmc	à 1 p. 20
390	Garçon	3.060 gr.	510 gr.	2 h. 30	?	24 gr.	100 cmc	à 1 p. 20
391	Fille	3.100 gr.	600 gr.	?	45 min.	28 gr.	100 cmc	à 1 p. 20
392	Garçon	3.000 gr.	500 gr.	?	?	32 gr.	100 cmc	à 1 p. 20
393	Garçon	2.800 gr.	497 gr.	14 h. 15	?	30 gr.	100 cmc	à 1 p. 20
397	Fille	3.550 gr.	544 gr.		30 min.	21 gr.	100 cmc	à 1 p. 20
398	Garçon	2.900 gr.	378 gr.	?	15 min.	22 gr.	100 cmc	à 1 p. 20
399	Fille	3.420 gr.	570 gr.	6 h. 55	30 min.	19 gr.	100 cmc	à 1 p. 20
400	Garçon	1.550 gr.	580 gr.	10 h.	25 min.	18 gr.	100 cmc	à 1 p. 20
432	Garçon	2.800 gr.	466 gr.	5 h. 40	25 min.	18 gr.	100 cmc	à 1 p. 20
433	Garçon	2.500 gr.	453 gr.	?	25 min.	19 gr.	100 cmc	à 1 p. 20
437	Garçon	3.470 gr.	473 gr.	4 h. 5	25 min.	13 gr.	50 cmc	à 1 p. 20
449	Garçon	2.650 gr.	505 gr.	3 h. 35	45 min.	15 gr.	40 cmc	à 1 p. 20
450	Fille	3.170 gr.	550 gr.	7 h. 10	15 min.	12 gr.	50 cmc	à 1 p. 20
453	Fille	3.560 gr.	480 gr.	13 h.1/2	35 min.	25 gr.	100 cmc	à 1 p. 20
455	Garçon	2.850 gr.	330 gr.	13 h.	2 min.	22 gr.	100 cmc	à 1 p. 20
456	Fille	2.650 gr.	417 gr.	2 h. 30	50 min.	30 gr.	100 cmc	à 1 p. 20
457	Fille	3.380 gr.	557 gr.	2 h.	30 min.	36 gr.	100 cmc	à 1 p. 20

Rapport colorimétrique	Quantité de sang de l'échantillon	Quantité de sang du placenta	Quantité de sang par rapport au placenta	Quantité de sang pour 100 de tissu placentaire	Particularités
1,3	3 gr. 8	60 gr. 6	1 p. 5,53	18,1 p. 100	
1,5	3 gr. 3	28 gr. 9	1 p. 10,6	9,43 p. 100	Albuminurie légère
3,6	1 gr. 38	19 gr. 27	1 p. 25,3	3,95 p. 100	Placenta, blanchâtre décoloré.
1,1	4 gr. 54	96 gr. 47	1 p. 5,28	18,9 p. 100	Présentation du siège. Mort apparente du nouveau-né.
1,3	3 gr. 8	80 gr. 7	1 p. 7,43	13,4 p. 100	
1,0	3 gr. 12	48 gr. 75	1 p. 10,25	9,75 p. 100	
2,3	2 gr. 17	35 gr. 94	1 p. 13,8	7,24 p. 100	Albuminurie pend. la grossesse Plac. av. infarctus blancs. Acc. à 8 m. 1/2.
2,7	1 gr. 85	47 gr. 9	1 p. 11,35	8,8 p. 100	
2,3	2 gr. 17	37 gr. 27	1 p. 10,14	9,86 p. 100	
3,2	1 gr. 56	46 gr. 7	1 p. 12,2	8,19 p. 100	
13,5	0 gr. 38	13 gr. 35	1 p. 43,4	2,3 p. 100	Spécificité. Enfant mort et macéré depuis 15 j. Acc. à 7 m.
3	1 gr. 66	41 gr. 42	1 p. 11,25	8 p. 100	
2,8	1 gr. 78	42 gr. 4	1 p. 10,6	9,43 p. 100	Enfant mort-né. Procidence du cordon
1,9	1 gr. 31	47 gr. 66	1 p. 9,9	10,1 p. 100	
2	1 gr.	33 gr. 8	1 p. 15	6,6 p. 100	
2,7	0 gr. 92	42 gr. 16	1 p. 13	7,69 p. 100	
2,4	2 gr. 01	38 gr. 59	1 p. 12,39	8,07 p. 100	
1,6	3 gr. 12	46 gr. 8	1 p. 7,05	14,1 p. 100	Siège décomplété, mode des fesses.
1,7	2 gr. 8	38 gr. 9	1 p. 10,70	9,3 p. 100	
-0,9	5 gr. 5	85 gr.	1 p. 6,5	15,3 p. 100	

Si nous prenons la moyenne des résultats obtenus, en ayant soin d'éliminer le placenta syphilitique, nous trouvons 1 partie de sang pour 10,38 parties de tissu placentaire, soit 9, 63 %. Cette moyenne est loin d'être fixe, comme on peut s'en rendre compte à la lecture du tableau, p. 27 et 29. Les rapports varient entre 1/6 et 1/17, chiffres extrêmes ; il fallait donc pour établir une moyenne un grand nombre de recherches, et ne point se contenter d'opérer sur quelques placentas seulement. C'est là une critique à laquelle nous pensons avoir échappé.

CONCLUSIONS

I. La quantité de sang restant dans le placenta après cessation de tout battement funiculaire est de 1 pour 10,38 parties de tissu placentaire, soit : 48 gr. 16 pour un placenta pesant 500 gr. (moyenne de 40 déterminations ; voir tableau, pages 26, 27, 28, 29.)

II. Or la moyenne des chiffres de Zweifel et de Meyer fixant la quantité de sang contenue dans le placenta et le cordon *après ligature immédiate* est de 158 gr. pour un placenta de 500 gr.

La différence entre cette moyenne et la nôtre est donc de 109 gr. 84, ce qui, évalué en centimètres cubes, donne 140 cm. 11 de sang.

III. Si nous retranchons de ce volume les quelques centimètres cubes qu'on eût pu, comme l'ont fait Budin et Schüking, faire sortir en comprimant le placenta, nous arrivons à un chiffre très voisin de celui établi par M. le professeur Budin en 1875 par la méthode directe.

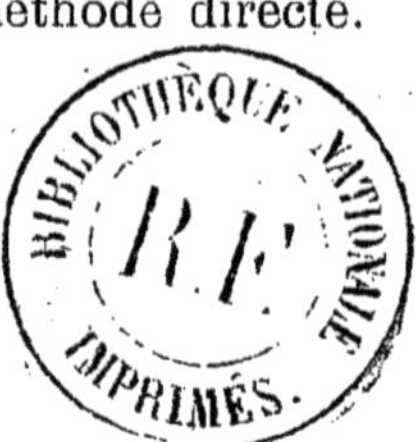

IMPRIMERIE DEVERDUN, BUZANÇAIS (INDRE).